# BEI GRIN MACHT SICH IHR WISSEN BEZAHLT

AF136145

- Wir veröffentlichen Ihre Hausarbeit,
  Bachelor- und Masterarbeit

- Ihr eigenes eBook und Buch -
  weltweit in allen wichtigen Shops

- Verdienen Sie an jedem Verkauf

## Jetzt bei www.GRIN.com hochladen und kostenlos publizieren

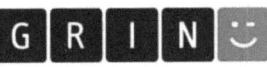

# Grundlagen des Körpersystems. Endokrines System, Herz-Kreislaufsystem, Immunsystem

Anna-Maria Burchard

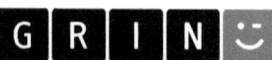

**Bibliografische Information der Deutschen Nationalbibliothek:**

Die Deutsche Nationalbibliothek verzeichnet diese Publikation in der Deutschen Nationalbibliografie; detaillierte bibliografische Daten sind im Internet über http://dnb.d-nb.de abrufbar.

ISBN: 9783346365668
Dieses Buch ist auch als E-Book erhältlich.

© GRIN Publishing GmbH
Nymphenburger Straße 86
80636 München

Druck und Bindung: Books on Demand GmbH, Norderstedt Germany
Gedruckt auf säurefreiem Papier aus verantwortungsvollen Quellen

Das Buch bei GRIN: https://www.grin.com/document/994199

# Einsendeaufgabe

## Medizinische Grundlagen

Sonderprüfung

SRH Fernhochschule – The Mobile University

Modul: Medizinische Grundlagen
Studiengang: B. Sc. Psychologie

Von
Anna-Maria Burchard

# Inhaltsverzeichnis

# Abbildungsverzeichnis

## Abkürzungsverzeichnis

| | |
|---|---|
| ADH | antidiuretisches Hormon |
| Aufl. | Auflage |
| bspw. | beispielsweise |
| bzw. | beziehungsweise |
| d. h. | das heißt |
| Ebd. | Ebenda |
| et. al. | et alii |
| f. | folgende Seite |
| ff. | folgende Seiten |
| PTH | Parathormon |
| OXT | Oxitocin |
| S. | Seiten |
| u. a. | unter anderem |
| usw. | und so weiter |
| Vgl. | Vergleiche |
| z. B. | zum Beispiel |

**Aufgabe 1**

**1. Das endokrine System und seine Organe**

Das endokrine System (Hormonsystem) steht unter der Kontrolle des Hypothalamus und ist ein Kommunikationssystem des Körpers,[1] das die Anpassung des Organismus an sich ständig ändernde äußere Bedingungen sowie die Abstimmung der Leistungen der verschiedenen spezialisierten Zellen durch in endokrinen Organen gebildete chemische Botenstoffe (Hormone) regelt.[2] Je nach chemischer oder biologischer Spezifikation übernehmen diese Hormone vielfältige Aufgaben und beeinflussen wichtige Funktionen wie Wachstum, Fortpflanzung, Stoffwechsel und Stimmung.[3]

Zu den endokrinen Drüsen zählen Hypophyse, Schilddrüse, Nebenschilddrüse, Nebenniere und die Epiphyse. Ebenso können in diesem Sinne die Bauchspeicheldrüse, Ovar und Hoden als endokrine Drüsen angesehen werden. Da endokrine Drüsen im Gegensatz zu exokrinen Drüsen keine Ausführungsgänge besitzen, sind sie meist reich mit Blutkappilaren versehen, um ihr Produkt direkt in den Blutkreislauf abzugeben, oder um parakrin bzw. autokrin zu wirken. Die komplexe Funktionsweise dieses Vorgangs erfolgt mittels des Schlüssel-Schloss-Prinzips: Wird ein Hormon in die Blutbahn ausgeschüttet, muss es eine Zelle mit einem kompatiblen Rezeptor finden um sich an diese binden und seine spezifische Wirkung entfalten zu können.[4]

**1.2 Hypophyse**

Die Hypophyse (Hirnanhangdrüse) ist das zentrale Steuerorgan des Hormonsystems und wird in Adenohypophyse (Hypophysenvorderlappen) und Neurohypophyse (Hypophysenhinterlappen) unterteilt.[5] Hierbei bildet die Adenohypophyse sechs essentielle Hormone, die zur Steuerung einzelner

---

[1] Vgl. Lang/ Verrey (2005), S. 469.

[2] Vgl. Myers (2008), S. 70.

[3] Vgl. Faller/ Schünke/ Schünke (2020), S. 244f.

[4] Vgl. Schneider, H. J., Jacobi, N., Thyen, J. (2020), S. 17.

[5] Vgl. Güntürkün (2012), S. 95f.

Körperfunktionen dienen, oder die Ausschüttung anderer Hormone im Körper regulieren. Dazu zählen die glandotropen Hormone wie adrenokortikotropes Hormon, thyreoidea-stimulierendes Hormon, folikel-stimulierendes Hormon und das luteinisierende Hormon, das als Steuerhormon gilt. Nicht-glandotrope Hormone wie das somatotrope Hormon oder das Prolaktin wirken hingegen auf die Zellen eines Organs bzw. den kompletten Organismus.[6] Der Hypophysenhinterlappen ist keine Drüse, sondern dient als Speicherungsorgan, der die vom Hypothalamus ausgeschütteten Hormone wie das antidiuretische Hormon (ADH) sowie Oxytocin (OXT) sammelt und bei Bedarf freisetzen kann.[7] Diese werden auf entsprechende Signale direkt in das Kapillarennetz ausgeschüttet, um daraufhin in den Blutkreislauf zu gelangen.[8]

## 1.3 Schilddrüse

Die Schilddrüse liegt vor dem Kehlkopf und besteht aus zwei Seitenlappen (Lobus Dexter, Lobus sinister) mit einer quer verlaufenden Gewebebrücke, dem sogenannten Isthmus.[9] Sie gehört zu den wichtigsten hormonproduzierenden Drüsen im menschlichen Körper und wiegt ca. 20-25 Gramm. Zu den Aufgaben der Schilddrüse zählen die Produktion, Speicherung und Abgabe von Hormonen sowie die Regulation des Jod-, Kalzium- und Gesamtstoffwechsels im menschlichen Körper.

In den Follikeln der Schilddrüse werden die zwei Haupthormone Trijodthyronin (T3) und Tetrajodthyronin (T4) gebildet. Zur Produktion von Trijodthyronin und Tetrajodthyronin ist eine Aufnahme von Jod aus dem Blut in die Epithelzellen der Thyrozyten erforderlich.[10] Zentrale Funktion beider Schilddrüsenhormone ist die Stimulation der Proteinsynthese, die für eine geistige Entwicklung unabdingbar ist. Gerade während der Hirnentwicklung fördern T3 und T4 die Bildung von Synapsen sowie das Auswachsen von Dendriten und Axonen.

---

[6] Vgl. Birbaumer/ Schmidt (2010), S. 127.

[7] Vgl. Schneider/ Jacobi/ Thyen (2020), S.20.

[8] Ebd., S. 96.

[9] Vgl. Haus et. al. (2020), S. 24.

[10] Vgl. Lang/ Verrey (2005), S. 474.

Ebenso stimulieren die Schilddrüsenhormone über eine Steigerung der Somatotropinbildung- bzw. -ausschüttung das Längenwachstum der Knochen. Darüberhinaus zählt die Stimulation weiterer Synthesen von Enzymen, Transportproteinen oder G-Proteinen zu ihren Aufgaben sowie die Regulierung von Schweiß- und Talgdrüsen, die Förderung der Darmmotilität und die neuromuskuläre Erregbarkeit. In Bezug auf den Kreislauf zeigt sich unter Einfluss von T3 und T4 aufgrund des gesteigerten Energieverbrauchs peripherer Gewebe eine periphere Vasodilatation sowie durch die Steigerung des renalen Blutflusses eine tubuläre Transportkapazität und glomeruläre Filtrationsrate in den Nieren.[11]

**1.4 Nebenschilddrüse**

Die Nebenschilddrüsen befinden sich dorsal der Schilddrüsenlappen und sind meist zweipaarig vorhanden, können jedoch in Anzahl und Lage variieren. Mit der Größe eines Reiskorns liegt ihr Einzelgewicht bei ca. 40 mg. Die zentrale Funktion der Nebenschilddrüse besteht in der Produktion der Parathormone (PTH, Parathyrin), die zur Regulation des Calcium- und Phosphatstoffwechsels beitragen.[12] Diesbezüglich werden die Aufnahme von Calcium und Phosphat über den Darm, die renale Ausscheidung sowie der Ein- und Ausbau in der Knochenmatrix hormonell über PTH und Cacitriol (Vitamin D 3) gesteuert. PTH dient hierbei zur Erhöhung des Calciumspiegels sowie zur Senkung des Phosphatspiegels im Blut und setzt Calcium aus den Knochen frei, indem es die Osteoklasten aktiviert. Ebenso fördert es die Reabsorbtion von Calcium in den Nieren und beeinflusst die Freisetzung von Phosphat aus den Knochen, was zu einem verminderten Phosphatserumspiegel führt.

Produziert die Nebenschilddrüse nicht ausreichend PTH, entsteht ein Hypoparathyreoidismus, der aufgrund einer Schädigung der Nebenschilddrüse ausgelöst wird. Ein zu hoher PTH-Gehalt gilt als Hyperparathyreoidismus und

---

[11] Vgl. Lang/ Verrey (2005), S. 474ff.

[12] Vgl. Schweitzer (2018), S. 111.

wird in primäre, sekundäre oder tertiäre Nebenschilddrüsenüberfunktion unterteilt.[13]

## 1.5 Nebenniere

Die zwei Nebennieren des menschlichen Körpers befinden sich am oberen Ende der Nieren, wiegen etwa 5-15 Gramm und besitzen eine kapselartige Hülle. Die Nebennierenrinde, produziert Kortikosteroide wie Cortisol sowie Mineralkortikoide wie Asldosteron. Das Nebennierenmark als innerer Kern ist für die Produktion von Stresshormonen wie Adrenalin und Noradrenalin zuständig und gehört dem sympathischen Nervensystem an.

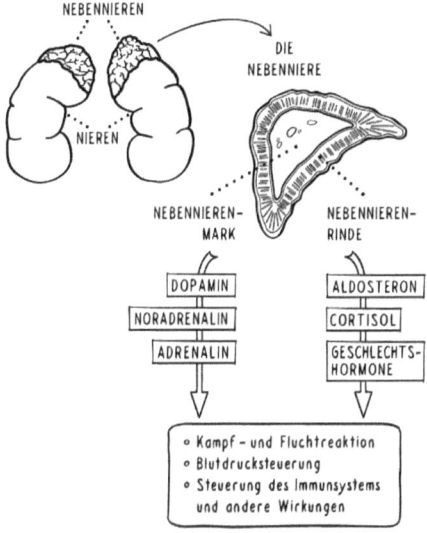

Abbildung 1: Die Nebennieren.[14]

Die Nebennieren werden partiell vom Hypothalamus gesteuert. Produziert dieser ein Kortikotropin-freisetzendes Hormon und Vasopressin wird die Hypophyse dazu angeregt, Kortikotropin auszuschütten, was wiederum die Nebennieren dazu anregt, Kortikosteroide zu produzieren. Des Weiteren veranlasst das Renin-Angiotensin-Aldosteron-System der Nieren die Nebennieren dazu, Aldosteron zu produzieren.

---

[13] Vgl. Schneider/ Jacobi/ Thyen (2020), S. 31.

[14] Ebd., S. 43.

Das in der Nebennierenrinde produzierte Cortisol hat eine Halbwertszeit von 90 Minuten und dient beispielsweise zur Bewältigung von Belastungssituationen und erhöht die Reaktionsfähigkeit. Ebenso wirkt es entzündungshemmend, reguliert den Herzschlag und ist an verschiedenen immunologischen Prozessen beteiligt. Aldosteron wird in der Zona glomerulata gebildet und hat Einfluss auf die Regulation des Blutdrucks.[15]

Adrenalin, Dopamin und Noradrenalin bilden die Gruppe der Katecholamine, die im Nebennierenmark produziert werden. Eine erhöhte Konzentration von Adrenalin beispielsweise erhöht den Herzschlag und somit den Sauerstoffgehalt im Blut, was dazu führt, dass mehr Energie verfügbar ist.[16] Die Hauptaufgabe von Noradrenalin liegt in der Kontraktion der Widerstands- und Kapazitätsgefäße. Dopamin dient u. a. zur Regulierung der Durchblutung in den Bauchorganen, beeinflusst die Stimmung positiv und steigert die Wahrnehmungsfähigkeit.

**Aufgabe 2**

**2. Herz-Kreislauf-System**

Das Herz-Kreislauf-System ist ein komplexes System, das jede Zelle des menschlichen Körpers und auch die arbeitende Skelettmuskulatur mit Sauerstoff und energiereichen Substraten versorgt, um den aeroben Stoffwechsel zu gewährleisten sowie die Stoffwechselendprodukte zu den Ausscheidungs- bzw. Metabolisierungsorganen zu transportieren.[17] Es garantiert zudem den Wärmehaushalt und die Abwehr von schädlichen Stoffen durch ein humorales sowie zelluläres Immunsystem.

Das Herz-Kreislauf-System wird aus der Endstrombahn in der Peripherie mit Kappilargebieten, dem Herzen und den zu- und abführenden Arterien und Venen zusammengesetzt. Hierbei lassen die Druckgefälle sowie Klappensysteme die Flussrichtung des Blutes nur in eine Richtung zu, womit

---

[15] Vgl. Schneider, Jacobi, Thyen (2020), S. 47f.

[16] Ebd., S. 42f.

[17] Vgl. Löllgen et. al. (2018), S. 59.

das Blut wieder zum Herzen zurückfließt. Unabhängig davon, ob sauerstoffreiches oder sauerstoffarmes Blut transportiert wird, führen Arterien vom Herzen weg, um in der Endstrombahn zu münden, während Venen dieses Blut sammeln und wieder zurück zum Herzen führen. Weiterhin wird in ein Hochdruck- und Niederdrucksystem unterschieden, die durch das Herz verbunden sind und synchron arbeiten.[18] Der kleine bzw. Lungenkreislauf erstreckt sich von der rechten Herzhälfte, bestehend aus rechtem Vorhof und rechtem Ventrikel, über die Lungenarterien zum linken Vorhof bis in die linke Herzkammer und leitet venöses Blut in das Kapillarbett der Aveolen. Der große bzw. Körperkreislauf leitet das arterielle Blut von der Aorta in das Kappilarbett des Gesamtorganismus und versorgt die einzelnen Organe. Hierdurch wird ein Nähr- bzw. Sauerstoffaustausch sowie die Kohlendioxidaufnahme gewährleistet.[19]

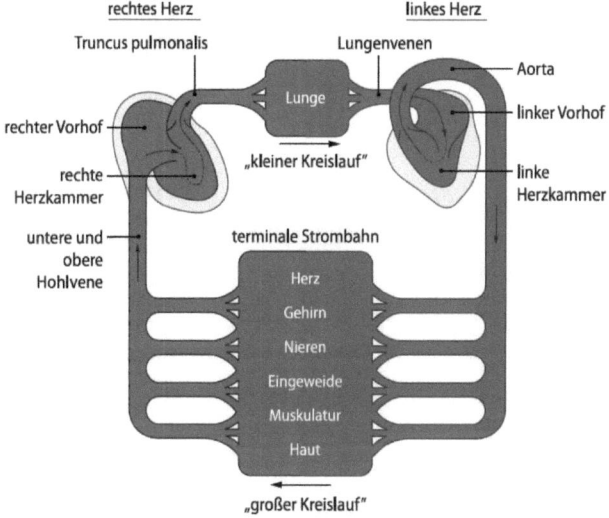

Abbildung 2: Schema des großen und kleinen Blutkreislaufs.[20]

---

[18] Vgl. Steffel/ Lüscher (2011), S. 2.

[19] Vgl. Löllgen et. al. (2018), S. 61.

[20] Vgl. Steffel/ Lüscher (2011), S. 2.

## 2.1 Modell der Schockspirale

Der Herz-Kreislauf-Schock ist ein Ausnahmezustand des menschlichen Körpers und ist ein lebensbedrohliches Zustandsbild, das durch die Schockspirale, auch Circulus vitiosus genannt, beschrieben werden kann. Grundlegend ist festzuhalten, das die Ursache unterschiedlich sein kann, dass unbehandelte Fortschreiten jedoch als monomorph gilt.[21] Der Verlauf eines Herz-Kreislauf-Schocks wird davon bestimmt, wie stark dadurch lebenswichtige Organfunktionen gestört sind. Hierbei handelt es sich primär um die Funktionen des Herzens, der Lunge, der Leber, des zentralen Nervensystems sowie der Mikrozirkulation.[22]

Unabhängig von der Ursache, verlaufen alle Formen des Herz-Kreislauf-Schocks mit der physiologischen Reaktion der Blutdruckstabilisierung. Durch die gesteigerte Ausschüttung von Adrenalin und Noradrenalin steigt die Herzfrequenz an und eine Verengung der Ateriolen sowie Venolen führt zur Drosselung des Blutflusses. Dies bewirkt im weiteren Verlauf eine geringere Versorgung der Gewebe, was zu einer Gewebshypoxie führt und zur Folge hat, dass sich vermehrt saure Endprodukte des anaeroben Kohlenhydratstoffwechsels (Laktat) anhäufen. Hierdurch entsteht eine metabolische Azidose und ein transkapillärer Verlust intravasaler Flüssigkeit, was wiederum zu einem Verlust des Blutvolumens führt. Die Organe werden nun zunehmend schlechter mit Sauerstoff versorgt und der Kohlendioxidgehalt steigt. Zusätzlich bewirkt die metabolische Azidose, dass kleine arterielle Gefäße erschlaffen und ein Rückstau der roten Blutkörperchen entsteht, der zu Mikrothromben oder einer Verbrauchskoagulopathie führen kann.

---

[21] Vgl. Herold (2007), S. 286f.

[22] Vgl. Bleifeld/ Hamm (1988), S. 134.

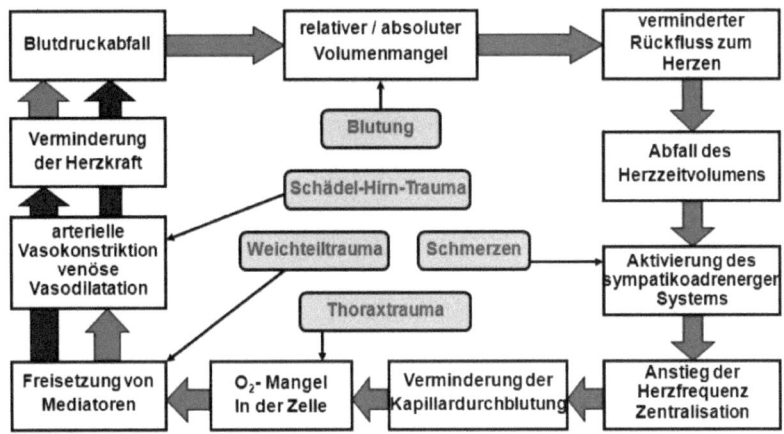

Abbildung 3: Schockspirale.[23]

## 2.2 Arten des Herz-Kreislauf-Schocks

Die Einteilung der verschiedenen Schockformen erfolgt nach ätiologischen Gesichtspunkten, wobei zu berücksichtigen ist, dass Abweichungen in Form von Kombinationen und Übergängen auftreten können. Dies geschieht beispielsweise im Rahmen eines hypovolämischen Schocks, der sich aufgrund eines Infarkts in einen kardiogenen Schock entwickeln kann.[24]

### 2.2.1 Der hypovolämische Schock

Der hypovolämische Schock tritt aufgrund von Blut-, Plasma- oder anderen Flüssigkeitsverlusten auf die bspw. durch Ulcera des Magens und des Duodenums, akuter, exsuadtiver Pankreatitis, starke Durchfälle oder großflächige Verbrennungen ausgelöst werden. Hierbei ist hinzuzufügen, das ein schneller Blut- bzw. Flüssigkeitsverlust eher zum Schock führt als ein langsamer. Durch die Verminderung des zirkulierenden Blutvolumens kommt es zu einem Abfall des Herzzeitvolumens, der den Druck in Lungen- und Herzkreislauf erniedrigt. Durch den Anstieg des peripheren Widerstandes, der durch eine reflektorische Vasokonstriktion durch Ausschüttung von Katecholaminen erfolgt, wird der arterielle Blutdruck aufrechterhalten. Hierdurch

23 Vgl. Menge (o. J.).

24 Vgl. Bleifeld/ Hamm (1988), S. 139.

entstehen die klinischen Zeichen des Schocks, wie Blässe, Oligo- bis Anurie sowie Tachykardie. In den lebenswichtigen Organen wie dem Herz- und Hirnkreislauf wird versucht, die Durchblutung so lange wie möglich aufrecht zu erhalten, was als „Zentralisation" bezeichnet wird und zum Nachteil anderer Organe geschieht.[25]

### 2.2.2 Septischer Schock

Der septische Schock wird aufgrund der Freisetzung von Endotoxinen bei primär gramnegativen Infektionen des Urogenitaltraktes, der Lungen, der Gallenwege oder der Herzklappen ausgelöst. Dies geschieht durch ein Versacken des Blutes des venösen Systems in der Gefäßperipherie, wodurch eine initiale, periphere Vasodilatation entsteht, die durch freigesetzte Metabolite der Arachidonsäure ausgelöst wird und mit niedrigem peripheren Gefäßwiderstand sowie einem erhöhten Herzzeitvolumen einhergeht. Durch eine gesteigerte Gefäßpermeabilität entsteht eine Hypovolämie, wodurch der arterielle Druck absinkt und ein Circulus vitiosus eingeleitet wird.[26]

### 2.2.3 Anaphylaktischer Schock

Als Folge einer Antigen-, Antikörperreaktion mit der Freisetzung von Serotonin, Histamin und Kallikrein, führt der anaphylaktische Schock aufgrund einer Vasodilatation, die eine Verminderung des venösen Rückflusses entstehen lässt, zu einer Verminderung des Herzzeitvolumens, die im weiteren Verlauf einen arteriellen Blutdruckabfall bedingt. Das Histamin kann außerdem einen Bronchospasmus auslösen, der zu einer schweren Ateminsuffizienz führt.[27]

### 2.2.4 Endokriner Schock

Durch eine schwere Über- oder Unterfunktion der Drüsen kann sich ein endokriner Schock entwickeln. Hierzu zählen beispielsweise, die akute

---

[25] Ebd., S. 139.

[26] Vgl. Bleifeld/ Hamm (1988), S. 140.

[27] Ebd., S. 140.

Nebennereninsuffizienz, die schwere Hyperthyreose, der Ausfall der Hypophysenfunktion, das diabetische Koma und der Hyperparathyreoidismus. Pathophysiologisch geht eine Hyperthyreose mit einem erhöhten Herzzeitvolumen einher, das in einem "high output" - Versagen enden kann. Beim Hyperparathyreoidismus oder dem diabetischen Koma ist die Hypovolämie hämodynamisch ursächlich, während bei der Hypophyseninsuffizienz zusätzlich ein Fehlen vassokressorischer Substanzen verzeichnet wird.[28]

## 2.2.5 Kardiogener Schock

Beim kardiogenen Schock steht eine Verminderung des vom Herzen ausgeworfenen Blutvolumens im Mittelpunkt, wodurch folglich die Organe und Gewebe nicht mehr ausreichend versorgt werden können. Hierbei ist die Ätiologie in drei Gruppen differenzierbar: Verminderung der Förderleistung des Herzens, Füllbehinderung des Herzens und Schock nach Herzoperation oder -trauma. Diese Form des Schocks kann nach Bleifeld und Hamm (1988) in Verbindung mit hämodynamischen Parametern und der Erfüllung folgender klinischer Symptome definiert werden: systolischer, arterieller Druck unter 80 mmHg, Herz-Index unter 1,8l/min x m2 und mittlerer Pulmonalkapillardruck über 15 mmHg.[29]

## 2.3 Symptomatik des Herz-Kreislauf-Schocks

Zusammenfassend lässt sich grundlegend eine allgemeine Symptomatik des Herz-Kreislauf-Schocks feststellen, die an folgenden Merkmalen zu erkennen ist: die Körpertemperatur der betroffenen Person sinkt ab, während kalter Schweiß ausbricht, gleichzeitig sind ein Frieren, Erblassen des Gesichtes mit Blaufärbung der Lippen erkennbar sowie Übelkeit und Gleichgewichtsstörungen festzustellen. Durch die einsetzende „Zentralisation" aufgrund der Unterversorgung der inneren Organe und des Gehirns tritt ein

---

[28] Ebd., S. 140.

[29] Vgl. Bleifeld/ Hamm (1988), S. 141.

Bewusstseinsverlust ein, der, gleich einer Abwärtsspirale, ohne sofortige medizinische Hilfe zum Tod führt.

**Aufgabe 3**

**3. Immunsystem**

Das biologische Abwehrsystem gegenüber Krankheitserregern wird als Immunsystem bezeichnet und ist ein komplexes Netzwerk aus verschiedenen Organen, Zelltypen und Molekülen. Zu seinen Aufgaben zählt das Entfernen eingedrungener Mikroorganismen, fremder Substanzen und eigener fehlerhaft gewordener Zellen, um die Funktionalität des Organismus zu gewährleisten. Krankheitserreger können in Form von Bakterien, Viren, Pilzen oder Parasiten auftreten und eine Bedrohung für den Organismus darstellen, da sie Energiesubstrate verbrauchen, Gifte erzeugen oder Zellen schädigen können, was zu Erkrankungen führt.[30] Um dies zu verhindern, löst der Organismus Immunreaktionen aus, welche in unspezifische und spezifische Immunreaktion differenziert werden. Bezüglich der Aktivierung des Immunsystems ist neben der körperlichen auch die psychische Gesundheit Grundlage einer funktionalen Abwehr. Diesbezüglich kann vor allem chronischer Stress ein negativer Faktor hinsichtlich einer Unterdrückung der Immunantwort sein.[31] Dieser führt beispielsweise zwar vorerst zu einem Anstieg der Immunkompetenz, der sich jedoch bei anhaltender Dauer in ein Abfallen der Immunkompetenz verändert.[32]

Die einzelnen Elemente des Immunsystems lassen sich in mechanische und biochemische Barrieren, zelluläre und humorale Bestandteile unterteilen. Mechanische und biochemische Barrieren werden als erste Verteidigungsbarriere deklariert und sorgen dafür, dass die Erreger nicht in den Körper eindringen können. Hierzu gehören die Haut, Schleimhaut, Augen, Atemwege, Mundhöhle, Magen sowie Magensäure, Darm und Harntrakt. Die zellulären Bestandteile sind in Blut und bestimmten Geweben vorhanden. Hierzu zählen bspw. Monozyten, T- und B-Lymphozyten sowie oder neutrophile

---

[30] Vgl. Lang, F., Verrey, F. (2005), S. 539.

[31] Vgl. Bilsing et al. (2015), S. 293f.

[32] Vgl. Bierbaumer/ Schmidt (2010), S. 175.

Granulozyten.[33] Humorale Bestandteile bezeichnen Plasmaproteine wie bspw. Antikörper oder Interleukine.

## 3.1 Immunreaktion

Die Immunreaktion, auch Immunantwort, ist eine Reaktion des Immunsystems auf fremde Zellen oder Substanzen durch körpereigene Abwehrzellen.

Das angeborene Immunsystem, das bereits bei Geburt vorhanden ist, unterscheidet zwar sehr eingeschränkt zwischen den einzelnen Erregern, steht jedoch unmittelbar zur Verfügung. Tritt eine Infektion auf, werden gewebsständige Makrophagen, Mastzellen, Fibroblaten oder Eizellen aktiviert, um verschiedene Mediatoren zu sezernieren. Dies führt zu einer Aktivierung weiterer Zellen des Immunsystems und lockt diese zur Infektionsstelle. Der Deaktivierungs-Prozess des Erregers ist hierbei je nach Zellart unterschiedlich. Makrophagen phagozytieren bspw. die Erreger und verdauen diese intrazellulär, während Eosinophile Granulozyten eine toxische Kombination aus intrazellulärem Speichergranula und dem eosinophilem Protein X freisetzen, das auf Parasiten wie Würmer wirkt. Ebenso finden sich Zellen des angeborenen Immunsystems, welche die Erreger durch aktive Sauerstoffmetabolite eliminieren.[34]

Im erworbenen Immunreaktionsprozess werden bestimmte Strukturen der Krankheitserreger erkannt auf die das Immunsystem daraufhin in der Lage ist, spezifisch zu reagieren. Hierbei spielen vor allem T- sowie B-Lymphozyten eine tragende Rolle. T-Zellen können aufgrund des T-Zellrezeptors auf ihrer Oberfläche fremde Proteine erkennen. Hierfür benötigen sie jedoch einen Aufbereitungsprozess der Makrophagen, welche die Krankheitserreger fressen und sie in Lysosomen verdauen. Zurückbleibende Peptid-Stücke werden durch den Einbau aus Antigen und MHC-Molekül auf der Oberfläche der Zelle neupräsentiert wodurch die T-Zelle das antigen Pepitd sowie das körpereigene MHC-Molekül erkennen kann.[35]

---

33 Vgl. Bilsing et al. (2015), S. 294 f.

34 Vgl. Gulbins/ Lang (2005), S. 539ff.

35 Vgl. Gulbins/ Lang (2005), S. 542f.

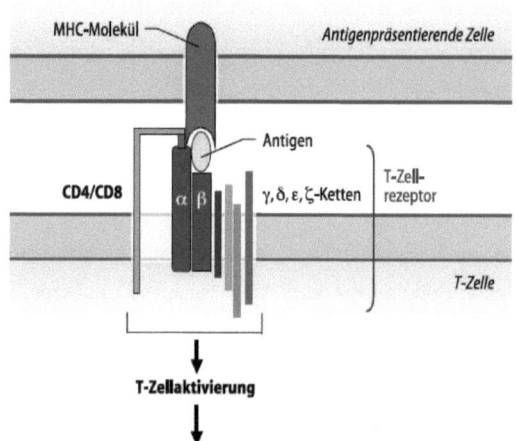

Abbildung 4: T-Zellaktivierung.[36]

Die Antikörper des spezifischen Immunsystems, werden von aktivierten B-Lymphozyten gebildet. Durch die Bindung von Antikörpern an die Bakterienoberfläche können diese von den Phagozyten erkannt und gefressen werden, was als Opsonierung bezeichnet wird. Da einige Viren sich dem Zugriff von zytotoxischen T-Zellen entziehen, können diese bereits von Geburt an durch natürliche Killerzellen abgetötet werden. Zusammenfassend werden alle Zellen des spezifischen Immunsystems durch die Bindung von Antigenen an spezifische Rezeptoren aktiviert und können bspw. durch aktive oder passive Impfung unterstützt werden.[37]

Medizinisch gesehen können vier Arten der Immunreaktionen unterschieden werden:

**Typ-I: Die Sofort-Typ-Reaktion über IgE-Antikörper**

Unter der Sofort-Typ-Reaktion werden allergische Rhinitis und Konjunktivitis, Asthma-Symptome, Urtikaria, Milbenallergie, Insektengiftallergie bzw. Nahrungsmittelallergien verstanden, die von körperlichen Reaktionen wie erhöhter Gefäßdurchlässigkeit mit Ödemneigung, vermehrter

---

[36] Ebd., S. 543.

[37] Ebd., S. 544ff.

Schleimproduktion in den Schleimhäuten oder auch Bronchokonstriktion gekennzeichnet sind. Der Organismus reagiert mit der Produktion sogenannter Antikörper vom Typ IgE (Immunglobulin E), womit das Immunsystem sich gegen das Antigen sensibilisiert. Durch erneute Bindung an das passende Allergen werden Mediatoren wie Histamin bzw. Serotonin freigesetzt. Ist die Reaktion vom Soforttyp systemisch, spricht man von Anaphylaxie bzw. einem anaphylaktischen Schock.[38]

**Typ-II: Der zytotoxische Typ**

Bei dieser Immunreaktion richten sich Antikörper gegen Antigene auf körpereigene Zellen. Dies kann durch Medikamente, körpereigene Zellwandrezeptoren oder Blutgruppenantigene ausgelöst werden. Die Folgen dieser Reaktion sind Rhesuskompatibilität, Morbus Basedow oder auch Myasthenia gravis. Ein Beispiel für eine Immunantwort dieses Typs ist die Zerstörung der Erythroztyen nach einer nicht mit dem Spender kompatiblen Bluttransfusion. Bei einer allergischen Reaktion des Immunsystems entstehen große, die Fresszellen anlockende, Komplexe, die aufgrund der Größe der Komplexe ihre Funktion nicht vollständig erfüllen können. Hierdurch werden Enzyme freigesetzt, die das umliegende, gesunde Gewebe beschädigen.[39]

**Typ-III: Die Immunkomplex-Reaktion**

Im Gegensatz zum normalen Antigen-Antikörper-Komplex ist dies bei der Immunkomplex-Reaktion nicht ausreichend der Fall und die Komplexe können sich an Gelenken, Gefäßen oder der Lunge anlagern, was zu einer lokalen Entzündungsreaktion führt. Derartige Reaktionen können binnen kurzer Zeit oder nach Monaten eintreten und Krankheiten wie Glomerulonephritis bei SLE, kutane Arthusreaktion oder allergische Alveolitis hervorrufen. Als Ursache für die Typ-III-Reaktion werden Autoimmunprozesse, chronische Infektionen sowie bestimmte Umweltgifte angenommen.[40]

---

[38] Vgl. Lecturio (2020).

[39] Vgl. Deutsche Lungenstiftung e.V. (2020).

[40] Vgl. Lecturio (2020).

**Typ-IV: Die zellvermittelte Reaktion**

Als zellvermittelte Reaktion oder zelluläre Immunantwort ist die sogenannte Immunreaktion vom Spättyp, da sie erst 24-72 Stunden nach Antigenkontakt auftritt und hauptsächlich die Haut betrifft. Hierzu zählen die allergische Kontaktdermatitis, Hautreaktionen nach Tuberkulintest, Arzneimittelexantheme sowie Kontaktekzeme. Die zellvermittelte Reaktion läuft auf Basis der normalen T-Zell-Reaktion. Hierbei erkennen sensibilisierte T-Zellen das Antigen und schütten Zytokine aus, die im weiteren Verlauf Entzündungsreaktionen auslösen. Mittels Epikutantest kann man sich diese Immunreaktion für die Allergiediagnostik zu nutze machen.[41]

**3.2 Anaphylaktischer Schock**

Der Begriff „Anaphylaxie" wurde Anfang des letzten Jahrhunderts von den französischen Forschern Charles Richet und Paul Portier geprägt. Bei dem Versuch, Hunde gegen die Gifte von Seeanemonen zu immunisieren, trat nach einer Wiederholungsinjektion ein akuter Schock auf, der zum Tode führte. Um dieses neuartige Phänomen und den Zustand der „Schutzlosigkeit" zu beschreiben benannte er diesen nach dem griechischen Terminus „Anaphylaxie", was als „Schutz" übersetzt werden kann.[42]

Der anaphylaktische Schock ist eine immunologische Sofortreaktion, die durch erneuten Allergenkontakt des sensibilisierten Individuums binnen einiger Wochen zum Erstkontakt auftritt. Auslöser einer anaphylaktischen Reaktion sind bspw. Insekten- und Schlangengift, Aeroallergene, Seminalflüssigkeit, Echinokokkenzysten, UV-Strahlung, bestimmte Nahrungsmittel oder Antibiotika. Prozentual gesehen zählen Nahrungsmittel und Insektenstiche mit jeweils etwa 25 % und Arzneimittel 50 % zu den häufigsten Auslösern tödlicher Anaphylaxien. Bezüglich der Arzneimittelanaphylaxie kann der Tod bereits wenige Minuten nach Auslöserkontakt eintreten. Generell liegt die Häufigkeit

---

[41] Vgl. Lecturio (2020).

[42] Vgl. Ring/ Brockow (2006), S. 529.

einer tödlich verlaufenden Anaphylaxie bei 1:10.000.[43] Nicht selten führt erst eine Kombination verschiedener Reize wie Stress zusammen mit sonst tolerierten Allergenen zu einer anaphylaktischen Reaktion, weswegen häufig der Begriff „Summationsanaphylaxie" verwendet wird.[44] Epidemiologisch gesehen liegen wenig großangelegte Studien zur Häufigkeit der Anaphylaxie vor, jedoch wird die Prävalenz auf 8-10/100.000 Einwohner/Jahr geschätzt.[45]

Der anaphylaktische Schock entsteht durch IgE-vermittelte allergische Ereignisse als Reaktion auf ein Antigen. Durch IgE-spezifische Effektorzellen der Immunantwort, die nach Stimulation eine Vielzahl proinflammatorischer Mediatoren freisetzen entsteht eine Anaphylaxie.[46] Die hierbei bestuntersuchte Mediatorsubstanz ist das Histamin. Zusätzlich werden weitere Botenstoffe wie bspw. Eikosanoide (z. B. Tryptase, Chymase) und Zytokine freigesetzt, die in der Endphase der Reaktionskette zu Mikrozirkulationsstörungen, Abnahme der Durchblutung und des Kappilardrucks und zum Schock führen.[47]

Bei einer anaphylaktischen Reaktion weiten sich die Blutgefäße in den Extremitäten, wodurch Wasser aus den Gefäßen in die Zwischenräume von Organen und Zellen gelangt und ein Blutdruckabfall infolge von Vasodilatatbon mit realtiver Hypovolämie entsteht.

Allgemeine Beschwerden sind Juckreiz, Hautausschlag und Schwellungen. Zusätzlich können Beschwerden im Magen-Darm-Trakt (z. B. Übelkeit, Erbrechen, Durchfall), Beschwerden der Atemwege (z. B. Heiserkeit, Atemnot, Atemstillstand) sowie Beschwerden des Herz-Kreislaufsystems (z. B. hoher Puls, niedriger Blutdruck, Bewusstlosigkeit, Kreislaufstillstand) auftreten.

---

[43] Vgl. Ring/ Brockow (2006), S. 531.

[44] Ebd., S. 529.

[45] Vgl. Helbling/ Hurni/ Mueller/ et al. (2004), S. 285ff.

[46] Vgl. Müller-Werdan/ Werdan (1997), S. 1.

[47] Vgl. Ring/ Brockow (2006), S. 530.

## Literaturverzeichnis

**Bleifeld, W., Hamm, C.** (1988), Herz und Kreislauf - Klinische Pathophysiologie, Heidelberg.

**Bilsing A., Börstler A., Dietze J., Firtzlaff K.-H. et al.** (2018). In: Probst, W., Schuchardt, P.(Hrsg.), Basiswissen Schule - Biologie (4. Aufl.), Berlin.

**Birbaumer, N., Schmidt, R. F.** (2010), Biologische Psychologie (7. Aufl.), Heidelberg.

**Faller A., Schünke M. & Schünke G.** (2020). Der Körper des Menschen, Einführung in Bau und Funktion (18. Aufl.), Stuttgart.

**Güntürkün, O.** (2012), Biologische Psychologie, Göttingen.

**Gulbins, E., Lang, K. S.** (2005), Immunsystem. In: Schmidt, R. F., Lang, F., Thews, G. (Hrsg.), Physiologie des Menschen mit Pathophysiologie, Heidelberg.

**Herold, G.** (2007), Innere Medizin, Köln.

**Lang, F., Verrey, F.** (2005), Hormone. In: Schmidt, R. F., Lang, F., Thews, G. (Hrsg.), Physiologie des Menschen mit Pathophysiologie, Heidelberg.

**Löllgen, H., Bachl, N., Lorenz, C., Schulze-Bahr, E., Löllgen, R., Csajági, E., Pigozzi, F.** (2018), Einführung in das Herz-Kreislaufsystem. In: Bach, N., Löllgen, H., Tschan, H., Wackerhage, H., Messner, B. (Hrsg.), Molekulare Sport- und Leistungsphysiologie, Wien.

**Myers, D. G.** (2008), Psychologie, Heidelberg.

**Probst**

**Schneider, H. J., Jacobi, N., Thyen, J.** (2020), Hormone - ihr Einfluss auf mein Leben, Göttingen.

**Schweitzer R.** (2018), Endokrinologie mit Stoffwechsel (3. Aufl.), München.

**Steffel, J., Lüscher, T. F.** (2011), Herz-Kreislauf, Heidelberg.

**Internetquellen**

**Grossmann, A. B.** (2019), Überblick über die Nebennieren, https://www.msdmanuals.com/de-de/heim/hormon-und-stoffwechselerkrankungen/erkrankungen-der-nebennieren/überblick-über-die-nebennieren, abgerufen am 19.11.20.

**Helbling A., Hurni T., Mueller U. R. et al.** (2004) Incidence of anaphylaxis with circulatory symptoms: a study over a 3-year period comprising 940.000 inhabitants of the Swiss Canton Bern, https://onlinelibrary.wiley.com/doi/abs/10.1111/j.1365-2222.2004.01882.x?sid=nlm%3Apubmed, abgerufen am 19.11.20.

**Lecturio** (2020), Wenn die Immunabwehr schief läuft, https://www.lecturio.de/magazin/ueberempfindlichkeitsreaktionen/, abgerufen am 17.11.20.

**Menge, H.** (o. J.), Rettungsdienstausbildung - Schockspirale, https://slideplayer.org/slide/667270/, abgerufen am 21.11.20.

**Müller-Werdan, U., Werdan, K.** (1997), Der anaphylaktische Schock, https://link.springer.com/article/10.1007/s001010050436, abgerufen am 19.11.20.

**Ring, J., Brockow, K.** (2006), Anaphylaxie und anaphylaktischer Schock, https://link.springer.com/article/10.1007/s10049-006-0847-6, abgerufen am 19.11.20.

# BEI GRIN MACHT SICH IHR WISSEN BEZAHLT

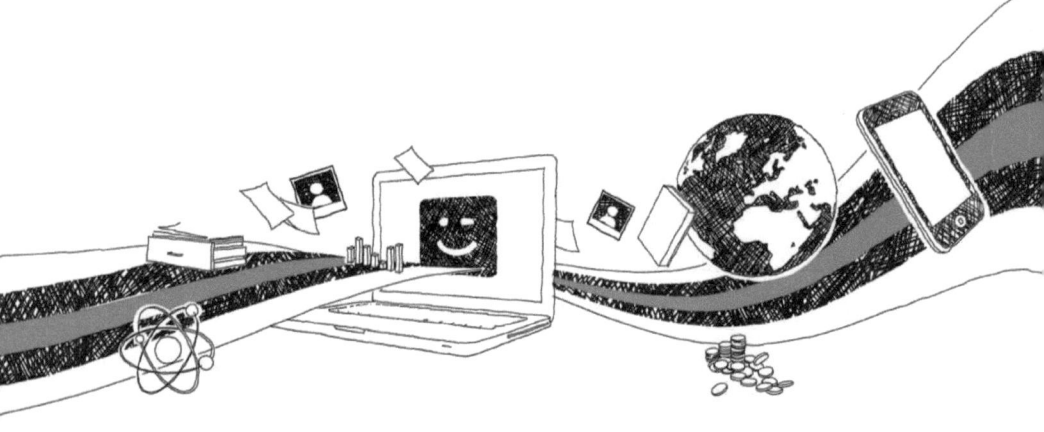

- Wir veröffentlichen Ihre Hausarbeit,
  Bachelor- und Masterarbeit

- Ihr eigenes eBook und Buch -
  weltweit in allen wichtigen Shops

- Verdienen Sie an jedem Verkauf

**Jetzt bei www.GRIN.com hochladen
und kostenlos publizieren**

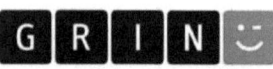